DU SIÉGE ET DE LA NATURE

DES

MALADIES MENTALES.

❀

DU SIÉGE ET DE LA NATURE

DES

MALADIES MENTALES,

DISCOURS PRONONCÉ DEVANT L'ADMINISTRATION

DE

L'HOSPICE DE L'ANTIQUAILLE DE LYON,

DANS SA SÉANCE PUBLIQUE DU 15 MAI 1833,

POUR L'OUVERTURE DES COURS DE CLINIQUE SUR L'ALIÉNATION MENTALE

ET LES MALADIES SYPHILITIQUES ET CUTANÉES;

Par Alexandre Bottex,

Médecin de l'hospice de l'Antiquaille.

❀

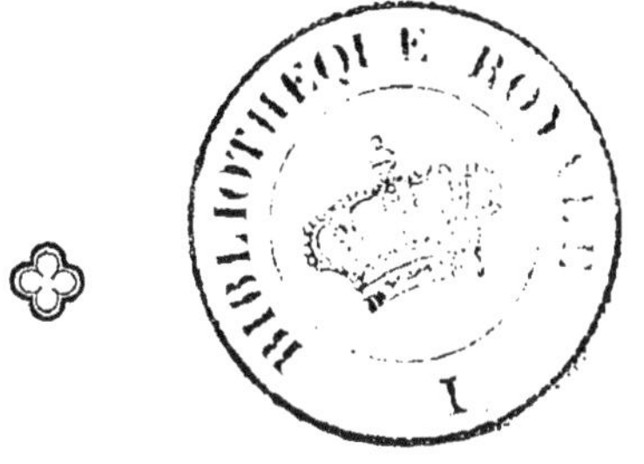

LYON.

IMPRIMERIE DE LOUIS PERRIN,

RUE D'AMBOISE 6, QUARTIER DES CÉLESTINS.

—

1833.

Messieurs les Elèves,

Il est généralement admis de nos jours que les leçons faites au lit des malades sont le complément indispensable des études théoriques, et que les hôpitaux seuls offrent à celui qui se voue à l'exercice de l'art de guérir, un assez vaste champ d'observations pour qu'il puisse y rectifier ce que l'enseignement dogmatique laisse toujours de vague et d'indéterminé. Ainsi, les asyles que la bienfesance ouvre aux malades indigents, doivent non seulement servir à leur guérison, mais encore au perfectionnement de la médecine.

Imbue de ces idées, la nouvelle Administration de l'Antiquaille fut à peine installée, qu'elle s'empressa de vous ouvrir toutes les sources d'instruction dont elle pouvait disposer.

On reçoit dans cet hospice des maladies spéciales qui ne sont point admises dans les autres hôpitaux de cette ville, et qui cependant se rencontrent fréquemment dans la pratique de la médecine.

L'institution des cours de clinique sur l'aliénation mentale et sur les maladies syphilitiques et cutanées est donc un service éminent rendu aux élèves de l'École de Lyon.

Les cours que nous allons ouvrir aujourd'hui ont déja été professés, il y a deux ans; s'il n'en a pas été de même l'année dernière, il faut en accuser le terrible fléau qui préoccupait alors tous les esprits, et des ravages duquel notre cité a été si heureusement préservée.

Les leçons sur les maladies syphilitiques seront faites par M. le docteur Répiquet, dont le savoir et l'expérience vous sont déja connus; il vous fera apprécier toutes les difficultés que présente la thérapeutique de ces maladies, et il vous fera sentir combien est dangereux en médecine l'esprit de système et d'innovation.

Chargé du cours de clinique sur l'aliénation

mentale, je sens tout le poids d'un pareil fardeau. Je ferai tous mes efforts pour qu'il vous soit aussi profitable que vous avez droit de l'attendre, mais je ne puis répondre que de mon zèle.

Cette séance d'inauguration sera entièrement consacrée à la recherche de la cause prochaine de la folie.

❋

DU SIÉGE
ET DE LA NATURE
DES
MALADIES MENTALES

La guérison des maladies est le but de la médecine; mais pour les guérir il faut les connaître; la thérapeutique, pour être rationnelle, doit donc être basée sur la connaissance exacte de la nature intime ou de la cause prochaine des maladies. Car, ainsi que l'a dit Hippocrate, « Qui causam « morbi agnovit, is facile poterit quæ conferunt « afferre. »

Privée de cette base, la médecine n'est plus qu'un empirisme plus ou moins aveugle, auquel néanmoins nous sommes obligés de nous résigner lorsque la cause prochaine des symptômes qui frappent nos sens échappe à nos moyens d'investigation. C'est ce qui arrive, par exemple, dans les fièvres intermittentes, la cause de la périodicité des maladies nous étant entièrement inconnue; mais heureusement, dans ces cas, nous pouvons en quelque sorte nous consoler de notre ignorance, le hasard ayant mis à notre disposition des moyens qu'on peut, jusqu'à un certain point, appeler *spécifiques*.

On voit qu'avec la plupart des médecins de nos jours, nous n'admettons pas que les maladies soient des êtres existants par eux-mêmes, mais que les symptômes qui les caractérisent sont toujours le résultat de la lésion d'une partie quelconque de l'organisme.

Ainsi, nous pensons que pour se former une idée exacte de l'état d'un aliéné, et pouvoir le traiter d'une manière rationnelle, il ne suffit pas de savoir qu'il est atteint de l'un des groupes de symptômes auxquels on a donné le nom de manie, de monomanie, de démence, ou d'idiotie; mais qu'il faut connaître encore quel est, dans ces divers genres de folie, l'organe lésé, quelle est la nature et quel est le degré de cette lésion.

Tel est, Messieurs, le problême que nous allons essayer de résoudre, en mettant à contribution les ouvrages des anciens et des modernes; nous reconnaissons les difficultés qu'il présente, mais nous n'admettons pas avec M. Fodéré qu'il soit absolument insoluble. « Il n'est rien,

« dit le professeur de Strasbourg dans son *Traité*
« *du Délire*, que l'esprit humain n'ait imaginé
« pour parvenir à débrouiller la cause prochaine
« de la folie, et tous ses efforts ont été sans ré-
« sultat. »

Ce qui rend la connaissance des maladies du cerveau si difficile, c'est que l'anatomie et la physiologie de ce viscère sont beaucoup moins avancées que celles des autres organes : ce qui dépend d'un côté de la texture presque inextricable de son parenchyme, et de l'autre, de la multiplicité de ses fonctions. En effet, on admet aujourd'hui que l'encéphale, instrument matériel de l'ame, est non seulement le siége des facultés affectives, intellectuelles et morales, mais qu'il est encore l'unique aboutissant des sensations externes et internes, et le point de départ de tous les mouvements volontaires, sans qu'on puisse pourtant, dans l'état actuel de la science, indiquer d'une manière bien positive, quelle est la fonction spéciale de chacune des parties qui le composent.

Mais quelle que soit l'obscurité qui enveloppe encore quelques points de la pathologie du cerveau, nous espérons prouver que les travaux de Morgagni, de Haslam, de Greding, de Pinel, de Georget, et surtout que les recherches plus récentes de MM. Esquirol, Gall, Sparzheim, Falret,

Voisin, Broussais et Foville ont jeté un grand jour sur la nature de la folie.

Chacun des auteurs que nous venons de citer n'ayant embrassé qu'une partie du vaste sujet qui nous occupe, et l'ayant considéré sous un point de vue particulier, nous nous efforcerons de l'envisager dans son ensemble.

Nous tenterons de démontrer :

1° Que la folie n'est point une maladie de l'ame ou de l'esprit, mais une affection de l'organisme;

2° Qu'elle a son siége essentiel dans le cerveau;

3° Que le mode de lésion de ce viscère varie suivant le genre d'aliénation mentale.

1° La folie est une affection organique.

Dès la plus haute antiquité, des philosophes et des médecins reconnurent avec Démocrite, Empédocle, Alcméon, etc., que le cerveau était le siége de la pensée et de la folie. D'autres soutinrent que c'était une maladie de l'ame ou de l'esprit, comme semblent l'indiquer ces expressions : « Morbi mentales alienatio mentis, etc. » Quelques-uns ont cru avec Cullen que la folie dépend tantôt de l'ame, tantôt du corps; enfin le professeur Fodéré pense que ni l'ame ni le corps ne peuvent être le siége de l'aliénation mentale.

« La substance simple et immatérielle à
« laquelle appartient la pensée, ne saurait, sui-

« vant lui, être le siége des maladies, parce « qu'un élément simple ne saurait éprouver d'al- « tération. Si l'ame était le siége du délire, il « serait toujours en notre pouvoir de le guérir « par le raisonnement; mais puisque l'expérience « prouve tout le contraire, rien n'étant moins « accessible aux raisonnements que les fous, il « faut nécessairement chercher un autre siége. »

Or, M. Fodéré admet *un principe de vie* qui sert d'intermédiaire à l'ame et au cerveau, et qui est le siége de l'aliénation mentale. Mais, lors même qu'on croirait à l'existence de cet être idéal, qui ne pourrait être autre que l'archée de van Helmont, l'ame sensitive de Stalh et de Thomas Willis, ou le principe vital de Barthez, ce ne serait que reculer la difficulté, puisqu'il ne pourrait, pas plus que l'ame, être le siége d'une maladie.

Tous les phénomènes qu'on observe dans les êtres organisés vivants, soit dans l'état de santé, soit dans celui de maladie, sont le résultat de l'action d'organes matériels, depuis la formation du chyle et la sécrétion de la bile, jusqu'à la manifestation de la pensée, l'ame ne pouvant exercer ses facultés que par l'intermédiaire de l'organisme. Or, si l'on admet que le cerveau est l'instrument de l'ame, on sera forcé de conclure qu'il est le siége de la lésion organique qui s'oppose à la manifestation régulière des facultés affectives et intellectuelles.

D'ailleurs, il nous semble impossible de concevoir que l'ame ou l'esprit puisse être atteint d'une altération quelconque, ainsi que l'a fort bien exprimé le docteur Spurzheim, dont nous avons à déplorer la perte récente.

« Je ne conçois pas, dit ce profond observa-
« teur, comment un être immatériel, tel que
« l'ame, peut tomber malade; il me semble
« même qu'une telle doctrine serait dangereuse
« pour l'immortalité de l'ame. Toute maladie
« consistant dans des altérations qui dérangent
« les fonctions, il en résulte que si l'ame pou-
« vait subir des changements appelés mala-
« dies, elle pourrait être changée tout-à-fait et
« prendre une autre forme, c'est-à-dire mourir. »

Les rapprochements que nous allons établir entre la folie et la plupart des autres maladies, suffiraient seuls pour démontrer qu'elle est une affection corporelle.

De même que plusieurs autres maladies, évidemment organiques, telles que la syphilis, le rhumatisme, etc., la folie est héréditaire; l'hérédité est même une des causes prédisposantes les plus ordinaires.

L'âge a sur la folie une influence évidente; l'idiotie affecte particulièrement l'enfance; la manie, l'âge viril, et la démence sénile, la dernière période de la vie; il n'est pas possible d'attribuer au principe immatériel cette prédisposition à divers genres de folie, aux différentes époques de l'existence.

Tous les modificateurs hygiéniques, qui, en agissant sur l'organisme, causent les diverses maladies, peuvent aussi déterminer la folie, que leur action soit externe ou interne, comme les violences extérieures quelconque, et les métastases humorales ou inflammatoires.

Enfin les liqueurs alcoholiques et divers poisons qui causent l'ivresse ou les symptômes d'une folie passagère, agissent bien sur les organes, et non sur le principe immatériel, puisqu'ils occasionent chez les animaux les mêmes phénomènes que chez l'homme.

En effet, le raisonnement et l'expérience prouvent, et M. Pierquin a eu raison d'avancer, que la folie n'est point une maladie particulière à l'espèce humaine; qu'elle se rencontre aussi chez les animaux qui se rapprochent de lui par leur organisation.

Cette assertion, qui paraît étrange au premier abord, cessera de nous étonner, si nous considérons : que les animaux les plus parfaits ont des organes en vertu desquels ils sont doués de sensations, de divers penchants, et même d'intelligence, puisqu'ils peuvent se rappeler, comparer et se déterminer; qu'ils sont susceptibles d'éprouver de la colère, de la jalousie, etc.; pourquoi ces facultés ne seraient-elles pas perverties par l'altération des organes producteurs?

Si nous ne craignions de nous éloigner de notre sujet, nous pourrions citer des observations de frénésie, de mélancolie et de démence survenues chez des animaux : les exemples de chiens qui poussent l'attachement pour leur maître jusqu'à refuser toute nourriture et se laisser mourir de faim sur leur tombeau, ne sont pas rares. On connaît le fait du perroquet de Bougainville, devenu fou par suite de la frayeur qu'il avait éprouvée pendant un combat naval.

« Cet oiseau, remarquable par son plumage « et par son babil, était depuis deux ans à « bord du vaisseau de ce célèbre navigateur, « élevé plus cavalièrement, mais non moins gâté « par l'état-major et par l'équipage, que son « compatriote Ver-Vert ne l'avait été par les visi- « tandines de Nevers. Après un engagement assez « vif avec un vaisseau ennemi, pendant lequel « le bruit du canon s'était fait entendre de très

« près, on chercha Kokoly (c'était le nom du « perroquet marin); il avait disparu; on le crut « mort au champ d'honneur; mais, à la grande « surprise de tout l'équipage, on le voit sortir, « au bout de deux jours, d'un rouleau de cables, « où il était blotti; on s'empresse, on le fête, « on lui prodigue les amandes et les caresses; « Kokoly se montre insensible à toutes ces pré- « venances, et promenant autour de lui des re- « gards hébêtés, il ne répond à toutes les ques- « tions qu'on lui fait que par une imitation du « bruit qui l'a tant effrayé : Poum !... poum !... « poum !... sont les seuls mots qu'il fasse enten- « dre et qu'il puisse désormais proférer. Vingt « ans après ce combat naval, ce perroquet répé- « tait sa canonade éternelle, en l'accompagnant « d'un tremblement des ailes et de la tête, où « se peignait encore sa frayeur. »

On n'observe pas, il est vrai, chez les animaux, tous les genres d'aliénation mentale qui se rencontrent chez l'homme, parce que ce dernier seul, possède les organes encéphaliques dont la lésion détermine le plus ordinairement la folie.

Enfin, l'anatomie pathologique prouve de la manière la plus évidente que la folie est une maladie corporelle, et qu'elle a son siége dans le cerveau, puisqu'on rencontre presque toujours après la mort des aliénés, dans l'encéphale ou les méninges, des altérations organiques suffisantes pour se rendre compte des symptômes observés pendant la vie.

Ainsi nous croyons que la folie est une maladie de l'organisme, et que l'organe affecté est l'encéphale.

Ces conclusions peuvent paraître d'une évidence telle, qu'on sera peut-être tenté de croire que nous cherchons à mettre en doute des idées aujourd'hui généralement adoptées; les passages suivants, empruntés aux auteurs qui, dans ces derniers temps, se sont le plus occupés de l'aliénation mentale, prouveront qu'il n'en est rien.

Ainsi MM. Pinel, Esquirol, Fodéré, pensent que l'anatomie pathologique n'a été d'aucune utilité pour faire connaître la cause organique de la folie, et que tous les travaux auxquels on s'est livré n'ont conduit à aucun résultat.

« Un préjugé des plus funestes à l'humanité, « dit Pinel (dans son *Traité de la Manie*), et « qui est peut-être la cause de l'abandon dans « lequel on laisse partout les aliénés, est de re- « garder leur mal comme incurable, et de le « rapporter à une lésion organique dans le cer- « veau ou dans quelqu'autre partie de la tête.

« Je puis assurer que dans le plus grand nombre « des faits que j'ai rassemblés sur la manie, tous « les résultats de l'ouverture des corps, compa- « parés aux symptômes qui se sont manifestés, « prouvent que cette aliénation a en général un « caractère purement nerveux, et qu'elle n'est le « produit d'aucun vice organique. »

Suivant M. Esquirol : « Le siége du délire « nous sera inconnu aussi long-temps que nous « ignorerons le siége de la faculté pensante. « L'ouverture des corps ne nous ayant rien ap- « pris à cet égard, nous n'avons aucune donnée « positive sur les causes matérielles ou organi- « ques du délire. »

Cependant, et M. Esquirol en convient, tous les psychologistes et les physiologistes s'accordent à dire que c'est dans le cerveau que s'exécutent les phénomènes de la pensée ; or, à moins qu'il ne pense avoir raison contre tous, il sera forcé de convenir que nous connaissons le siége de la faculté pensante.

M. Prost attribue la folie à un état maladif des viscères de l'abdomen, et surtout à une altération de la muqueuse intestinale.

M. Amard la rapporte à une perversion particulière de ces mêmes viscères abdominaux, et à une lésion des ganglyons du grand-sympathique.

J. Franck pense que les aliénations mentales ne diffèrent pas beaucoup des autres affections cérébrales, mais il regarde leur cause prochaine comme extrêmement obscure.

On voit donc que les auteurs les plus modernes sont loin de s'entendre sur le siége et la nature de la folie. Ceux qui en font une maladie de l'encéphale ne sont pas même d'accord; M. Bayle l'attribue à une phlegmasie chronique des méninges; M. Broussais, à une irritation aiguë ou chronique du cerveau en général; MM. Delaye, Foville et Pinel-Grand-Champ, à une inflammation de la substance grise, seulement, celle de la partie blanche déterminant les paralysies. M. Calmeil croit au contraire que la paralysie générale, qui vient si souvent compliquer la démence, est produite par le ramollissement de la substance corticale du cerveau.

Enfin, Georget, dont les écrits ont jeté un si grand jour sur les maladies nerveuses, place bien dans le cerveau le siége de la folie, mais il dit positivement que nous ne connaissons pas encore sa cause prochaine.

Tel était l'état de la science, lorsque M. Falret, dans un mémoire lu à l'Athénée de Médecine de Paris, en 1823, soutint « que la cause prochaine « de la folie était connue, puisque les lésions

« méningiennes et cérébrales observées sur le « cadavre des aliénés, étaient suffisantes pour « expliquer tous les symptômes des aliénations « mentales. »

Depuis cette époque, on a multiplié les nécroscopies des aliénés; on les a faites avec un soin extrême, et l'on a pu se convaincre de plus en plus, de la justesse des idées de M. Falret; aussi ont-elles été adoptées par la plupart des auteurs modernes, entre autres par MM. Voisin et Foville, à qui nous devons d'excellentes monographies sur les maladies mentales.

Les faits que nous avons recueillis dans cet hospice, pendant plus de deux années, nous ont conduit aux mêmes résultats. Nous avons ouvert trente-six cadavres d'aliénés, et nous avons rencontré sur vingt-neuf des altérations organiques du cerveau ou de ses membranes. Dans les cas rares, où l'on ne trouve après la mort aucune trace de lésion de l'organisme, il ne faudrait pas en conclure qu'il n'en existait pas pendant la vie, soit parce que certaines altérations du système nerveux peuvent échapper à nos sens, soit parce qu'il en est qui disparaissent au moment de la mort. C'est ce qui arrive quelquefois pour des phlegmasies de la peau ou des membranes muqueuses; les symptômes en sont très apparents pendant la vie, et ils ne sont plus sensibles sur le cadavre; c'est ce que Bichat avait déja remarqué pour les inflammations de la muqueuse du pharynx.

Nous avons dit que le cerveau était tout à la fois le siége des facultés intellectuelles, l'aboutissant des sensations et le point de départ des mouvements volontaires. Il ne nous paraît pas plus rationnel de soutenir que l'ame puisse être malade dans les désordres de l'intelligence que dans ceux des sensations et des mouvements; et cependant il n'est venu à personne, l'idée d'attribuer à une maladie de l'ame la cécité, la surdité ou les autres paralysies ; pourquoi en serait-il autrement pour les désordres qui surviennent dans d'autres fonctions également départies au cerveau?

Puisque la folie, ainsi que les autres maladies qui affligent l'espèce humaine, est le résultat de la lésion d'un organe, il nous reste à indiquer d'une manière aussi précise que possible, quelle est la nature de cette lésion dans les principaux genres d'aliénation mentale admis par les auteurs, dans la manie, la monomanie, la démence et l'idiotie.

Nous n'attachons pas une importance trop grande aux diverses classifications de la folie, puisqu'il suffit de parcourir une salle d'aliénés pour se convaincre de leur insuffisance. Cependant nous les croyons utiles et même indispensables pour nous aider à mettre quelque ordre dans nos idées.

Ici les difficultés du sujet s'accroissent encore, en raison du cercle étroit dans lequel nous sommes obligés de nous renfermer; ne pouvant énumérer et décrire tous les désordres qu'on rencontre sur les cadavres des aliénés, nous nous contenterons d'exposer les résultats théoriques auxquels on est conduit par les inductions tirées des nécroscopies comparées aux symptômes qu'on a observés pendant la vie.

Cause prochaine de la Manie.

Dans la manie, qui peut être continue ou intermittente, le désordre des fonctions de l'intelligence est général; le délire s'étend à toute sorte d'idées.

Tout ce qu'on a dit sur la cause prochaine de la folie s'applique en général à la manie continue, qui est le genre d'aliénation le plus fréquent, et heureusement aussi celui qui présente le plus de chances de guérison.

Tous les symptômes de la manie continue,

et ceux de la manie intermittente, pendant l'accès, qui peut durer quelques jours ou plusieurs mois, indiquent un excès d'action de l'encéphale; tout semble annoncer qu'il y a irritation ou inflammation de ce viscère.

Toutes les fois que nous observons une manie aiguë, surtout au début de la maladie, nous sommes étonnés que l'idée de l'attribuer à une phlegmasie du cerveau n'ait pas été la seule qui se soit présentée à l'esprit des pathologistes. Les yeux du maniaque sont brillants, ses pommettes sont colorées, toute sa figure est animée et vultueuse, le front est brûlant; souvent même la chaleur se fait sentir dans toute la périphérie du crâne, et assez ordinairement il y a accélération plus ou moins marquée du pouls.

Les symptômes que nous venons d'énumérer, et les traces évidentes de phlegmasies aiguës ou chroniques qu'on rencontre sur les cadavres, nous portent à admettre avec M. Broussais que la manie est le résultat d'une irritation du cerveau.

Mais, il faut en convenir, cette expression est bien vague; elle est interprétée de diverses manières; elle remplace tout à la fois les mots *excitation*, *irritation*, et *inflammation*.

Il est vrai que ces états divers de l'encéphale

présentent souvent des nuances à peine sensibles, et par conséquent difficiles à saisir; néanmoins il nous semble, qu'on peut les analyser de la manière suivante, pour se former une idée plus exacte de la nature de la manie :

Lorsqu'une cause stimulante quelconque, morale ou physique, a porté son action sur le cerveau, cet organe se trouve excité, ses fonctions s'exécutent encore avec régularité; c'est encore l'état normal, mais il y a plus d'énergie d'action : les sensations sont plus vives, la pensée est plus libre, les idées sont plus rapides et exprimées avec plus de facilité, les mouvements s'exécutent avec plus d'ensemble et de précision. C'est à cet état particulier du cerveau que nous devons les conversations les plus brillantes, les passages les plus éloquents de nos grands écrivains, et les plus belles inspirations de nos orateurs.

Si la cause de cette excitation disparaît, tout rentre dans l'état naturel; si elle persiste, à un simple degré de vitalité de plus, succède une véritable irritation de l'encéphale, qui n'est plus alors dans l'état normal : il fonctionne avec irrégularité, l'intelligence est troublée, il y a manie.

Si cet état d'irritation se maintient au même

degré, il y a seulement abord dans les vaisseaux capillaires du cerveau d'une plus grande quantité de sang, chaleur plus marquée que dans l'état naturel; mais il n'y a pas encore altération du parenchyme de l'organe qui conserve sa cohésion et sa consistance naturelle. Aussi cet état peut-il durer plusieurs mois, et même des années entières, sans que la manie devienne absolument incurable; ce qui prouve évidemment que le tissu de l'encéphale n'est pas alors dénaturé. Aussi, lorsqu'un aliéné succombe à une autre maladie, pendant cette période de la manie (car cet état du cerveau n'entraîne jamais la mort), on ne trouve aucune altération organique, mais seulement une injection plus marquée des vaisseaux capillaires sanguins.

Si la cause excitante devient plus active, à une irritation succède une véritable phlegmasie, qui peut survenir spontanément, lorsqu'une cause très violente s'est fixée sur le cerveau ou les méninges; elle détermine alors les symptômes d'une frénésie violente ou d'une encéphalite qui se termine promptement par la mort, ou qui dégénère en manie plus ou moins aiguë.

MM. Lallemand et Bayle pensent que la manie est produite par une phlegmasie des méninges, et qu'il y a alors augmentation et irrégularité d'action du cerveau qui se trouve fortement irrité par contiguïté de tissu, tandis que, suivant eux, l'action de ce viscère est enrayée dans l'encéphalite.

Mais il est bien probable qu'il y a le plus ordinairement irritation ou inflammation simultanée des méninges et de la superficie du cerveau, non seulement parce que ces parties sont contiguës, mais encore parce que les vaisseaux du cerveau ne parviennent dans sa substance qu'après avoir formé par leurs ramifications une de ces membranes, la pie-mère. Il est évident qu'on ne peut isoler et étudier à part les irritations de l'encéphale et de ses enveloppes; il existe entre ces deux genres d'affections des rapports trop intimes pour qu'on ne doive pas admettre qu'elles concourent l'une et l'autre, dans des proportions variables, à la production de la manie. Ce qui vient à l'appui de cette opinion, c'est qu'on trouve presque toujours sur les cadavres des individus qui ont succombé après avoir été atteints de démence, suite de manie, des traces évidentes de phlegmasies chroniques des méninges, et de la substance grise.

Lorsqu'il y a inflammation assez prononcée du cerveau, il est probable qu'alors la manie est peu susceptible de guérison, à moins que la terminaison par résolution ne soit encore possible. Si cette phlegmasie se maintient au même degré pendant un certain temps, et à plus forte raison si elle devient plus intense, des changements notables s'opèrent peu à peu dans la texture de l'encéphale et des méninges ; la manie devient alors incurable, puis elle finit par dégénérer en démence.

Ce sont ces phlegmasies, dont la marche est ordinairement lente, qui sont la cause productrice de toutes les altérations organiques qui se rencontrent sur les cadavres des aliénés, et qui ont été considérées par beaucoup de médecins comme étant les effets, et non pas la cause, de la manie.

Cause prochaine de la Démence.

Lorsque les phlegmasies méningiennes ou cérébrales passent de l'état aigu à l'état chronique, les fonctions du cerveau ne sont plus seulement troublées, elles deviennent d'abord difficiles, puis peu à peu impossibles ; c'est ainsi que survient la démence qui succède à la manie. Elle est caractérisée par une diminution, une sorte d'engourdissement, puis par une abolition complète des facultés intellectuelles ; il y a chez l'individu en démence, défaut de raisonnement, oubli du passé, indifférence du présent, et nulle idée de l'avenir.

Ainsi, dans ce genre d'aliénation mentale, l'organisation cérébrale a cessé d'être propre aux manifestations des facultés intellectuelles. La démence survient le plus ordinairement à la suite de la manie, mais elle peut succéder aussi à d'autres maladies du cerveau, par exemple, à la catalepsie, à l'épilepsie, etc. Elle est quelquefois le résultat de l'affaiblissement de l'encéphale par les progrès de l'âge ; on lui donne alors le nom de *démence sénile*. Gall a démontré que dans la vieillesse, le cerveau se rappetissait par l'affaissement des circonvolutions.

C'est dans la démence qui succède à la manie qu'on rencontre le plus ordinairement des altérations organiques, telles que : opacité de l'arachnoïde, augmentation d'épaisseur, et adhérence des méninges entre elles et à la superficie du cerveau ; des couches membraniformes formées par l'épanchement d'une lymphe coagulée, des accumulations de sérosité dans les ventricules ou dans d'autres points de l'arachnoïde, des ramollissements plus ou moins étendus de la substance grise ou blanche du cerveau, des indurations, des suppurations partielles, etc.; désordres organiques bien suffisants pour se rendre compte des symptômes de la manie et de la démence.

Ce dernier genre d'aliénation mentale termine presque toujours la manie devenue incurable; et, au bout d'un temps plus ou moins long, il se complique ordinairement lui-même d'une paralysie partielle ou générale.

Nous avons dit que M. Calmeil attribuait cette paralysie générale à un ramollissement de la substance grise, et M. Foville à une altération de la substance blanche qui est réellement le siége des désordres organiques qui causent les paralysies qui succèdent aux apoplexies, ainsi que l'a si bien démontré le professeur Lallemand.

La théorie de M. Foville nous paraît parfaitement en rapport avec les idées nouvelles sur les fonctions des diverses parties de l'encéphale; cependant nous devons convenir que dans plusieurs autopsies d'individus atteints de démence et de paralysie générale, nous avons presque constamment rencontré la substance corticale ramollie, et adhérente aux méninges dans une étendue plus ou moins considérable, et que nous n'avons que très rarement trouvé d'altération de la substance blanche.

La théorie que nous venons d'émettre sur la cause prochaine de la manie et de la démence, est basée sur l'appréciation des symptômes de ces deux genres de folie comparés aux altérations organiques qu'on rencontre sur les cadavres.

On pourrait nous objecter, qu'il est bien étonnant de voir la manie résister des mois, et même des années, à un traitement antiphlogistique, puisqu'elle reconnaît pour cause prochaine une irritation ou une inflammation? Nous répondrions, qu'on obtient de grands succès à l'aide de ce traitement, lorsqu'on est appelé à agir dès le principe de la maladie; nous ajouterions que dans les cas où l'on ne réussit pas, il n'arrive que ce qu'on observe souvent dans les phlegmasies de la peau ou des membranes muqueuses. En effet, on voit dans quelques cas, ces dernières résister aux antiphlogistiques administrés avec méthode et persévérance, surtout lorsqu'elles sont d'une nature spécifique, scrofuleuse, syphilitique ou dartreuse.

Nous sommes tellement convaincus que les manies qui ne cèdent pas aux antiphlogistiques, sont souvent entretenues par une irritation d'une nature particulière, qu'il nous est arrivé plusieurs fois, de conclure de la persistance seule d'une manie, qu'elle était due à une métastase dartreuse, et les renseignements nous ont presque toujours prouvé que nous ne nous étions pas trompé.

Nous n'avons pas parlé du délire aigu, qui ne peut se confondre avec la folie proprement dite, affection essentielle ; le délire n'est qu'un symptôme d'une maladie plus ou moins grave du cerveau lui-même ou d'un autre organe de l'économie, ou de l'action d'une substance vireuse ou alcoholique.

Le délire qui survient ordinairement pendant le cours d'une maladie aiguë, et qui est le résultat de la réaction sympathique d'un viscère souffrant, sur l'encéphale, peut dépendre quelquefois, non pas précisément d'un état morbide, mais des changements survenus dans les fonctions d'un organe ; il en résulte alors une sorte de folie sympathique qui dure autant que la modification imprimée à l'organe : telle est la folie dont sont atteintes certaines femmes pendant la grossesse, et qui cesse au moment de la délivrance.

Il est un délire particulier à ceux qui abusent des liqueurs spiritueuses ; il est accompagné d'un tremblement des muscles, ce qui lui a fait donner le nom de *delirium tremens*.

Cause prochaine des diverses Monomanies.

Dans la monomanie, il y a aliénation partielle, le délire ne porte que sur une série d'idées.

Si l'on admet avec Gall que l'encéphale est composé de divers organes qui ont chacun leur fonction spéciale (doctrine dont les bases ont été adoptées par les physiologistes les plus distingués de l'époque), il sera très facile de concevoir comment il peut y avoir des folies partielles ou monomanies.

Il y aura folie générale ou manie lorsqu'un très grand nombre ou la totalité des organes des facultés de l'ame et de l'esprit seront lésés, et folie partielle ou monomanie quand il n'y en aura qu'un seul ou un petit nombre. Dans ce dernier cas, l'aliénation peut être mixte; ce qui est conforme à l'observation.

M. Esquirol, qui le premier s'est servi de l'expression *monomanie* qui indique très bien l'état de certains malades, en admet deux espèces : l'une, avec excès d'action, et l'autre avec abattement ou tristesse, ou *lypimanie*. Cette dernière est la mélancolie de Pinel et de la plupart des auteurs. Cette dénomination était vague et souvent inexacte : comment, en effet, classer parmi les mélancoliques, les monomaniaques qui se croient des dieux ou des rois, qui s'estiment très heureux, et s'imaginent pouvoir disposer de tous les trésors de la terre?

Si l'on croit que le cerveau agit en masse pour l'exercice de ses fonctions, on ne peut concevoir les folies partielles dont cependant il est impossible de nier l'existence ; avec la pluralité des organes encéphaliques, tout s'explique naturellement : il y a monomanie, parce qu'un seul organe est malade, les autres restant intacts ; de même qu'il peut y avoir cécité produite par une altération des nerfs optiques, et intégrité de l'ouïe et des autres sensations externes.

Ce n'est aussi qu'à l'aide de la doctrine de la pluralité des organes du cerveau, qu'on peut se rendre compte de cet état singulier auquel le célèbre Pinel, guidé par une observation exacte de la nature, a donné le nom de *manie raisonnante* ou *manie sans délire*, expressions dont le rapprochement doit paraître au moins étrange.

Les organes cérébraux étant destinés, les uns à des penchants, les autres à des facultés intellectuelles, si la monomanie porte sur les premiers seulement, il pourra en résulter excès d'action de ces organes, et quelquefois même entraînement irrésistible de certains penchants, sans que l'intelligence soit troublée. On conçoit ainsi l'existence de certaines manies partielles généralement admises : telles sont les monomanies homicide, suicide, érotique, etc., lesquelles peuvent être continues ou intermittentes.

Ces trois espèces de monomanie se rencontrent assez fréquemment : on en trouve de nombreux exemples dans les écrits de MM. Pinel, Esquirol, Gall, Fodéré, et surtout dans ceux de Georget, qui s'est beaucoup occupé des maladies mentales dans leur rapport avec la législation.

Nous avons dans cet hospice plusieurs monomaniaques dont les tribunaux ont apprécié l'état mental et qui doivent y finir leurs jours, parce qu'ils ne pourraient, sans danger, rentrer dans la société. Nous avons eu l'occasion, l'année dernière, d'observer un cas de monomanie homicide non moins terrible que ceux qu'ont offert Papavoine, Lecouffe et la fille Cornier, sur la nommée Jeanne Desroches, femme Corget, qui dans la même matinée avait assassiné sa mère, et trois autres personnes, et cela sans aucun motif d'intérêt.

Voici comment nous concevons un accès de monomanie : un individu prédisposé aux irritations encéphaliques par diverses affections antérieures, éprouve tout-à-coup, sous l'influence d'une cause quelconque, une surexcitation d'une partie de l'encéphale, peut être déja proportionnellement trop développée; le sang s'y porte brusquement et avec une violence extrême; l'énergie de l'organe peut devenir telle alors, qu'il y ait entraînement irrésistible. La cause déterminante de l'accès peut être une violence extérieure, un coup, une chute, la répercussion d'une dartre, des hémorrhoïdes, la suppression des évacuations menstruelles, ou enfin une affection morale vive, ou un excès de travail intellectuel, etc. Il est possible même, que ces accès reviennent à des époques plus ou moins rapprochées, sans qu'on puisse expliquer cette intermittence, la cause de la périodicité nous étant inconnue dans la monomanie comme dans toutes les autres maladies.

L'observation suivante empruntée à Pinel, nous paraît confirmer de la manière la plus évidente la théorie que nous venons d'établir :

« Un homme livré autrefois à un art méca-
« nique, et ensuite renfermé à Bicêtre, éprouve
« par intervalles irréguliers des accès de fureur
« marqués par les symptômes suivants : d'a-
« bord, sentiment d'une ardeur brûlante dans

« les intestins, avec une soif intense et une « forte constipation; cette chaleur se propage « par degré à la poitrine, au cou, à la face, « avec un coloris plus animé; parvenue aux « tempes, elle devient encore plus vive, et pro- « duit des battements très forts et très fréquents « dans les artères de ces parties, comme si elles « allaient se rompre; enfin l'affection nerveuse « gagne le cerveau, et alors l'aliéné est dominé « par un penchant sanguinaire irrésistible, il « est porté à sacrifier avec une sorte de rage la « première personne qui s'offre à sa vue. Il « jouit cependant à d'autres égards du libre « exercice de sa raison, même durant ses accès; « il répond directement aux questions qu'on lui « fait, il ne laisse échapper aucune incohérence « dans ses idées, aucun signe de délire; il sent « même profondément toute l'horreur de sa « situation.

« Il est pénétré de remords comme s'il avait « à se reprocher ce penchant forcené. Avant « sa réclusion à Bicêtre, cet accès de fureur le « saisit un jour dans sa maison; il en avertit à « l'instant sa femme qu'il chérissait d'ailleurs, « et il n'eût que le temps de lui crier de pren- « dre vite la fuite pour se soustraire à une mort « violente. A Bicêtre, mêmes accès d'une fureur

« périodique, mêmes penchants automatiques à « des actes d'atrocités dirigés quelquefois contre « le surveillant, dont il ne cesse de louer les « soins compatissants et la douceur. Ce combat « intérieur que lui fait éprouver une raison saine « en opposition avec une cruauté sanguinaire le « réduit quelquefois au désespoir, et il a cher- « ché plusieurs fois à terminer par la mort cette « lutte insupportable. Un jour il parvint à saisir « le tranchet du cordonnier de l'hospice, et « il se fit une profonde blessure au côté droit « de la poitrine et au bras; ce qui fut suivi d'une « violente hémorrhagie. Une réclusion sévère et « le gilet de force ont arrêté le cours de ses « projets suicides. »

Le fait suivant que nous avons recueilli, il y a quelques mois, nous paraît encore plus concluant, s'il est possible :

Un enfant âgé de douze ans, dont les parents habitent Montluel, sujet depuis deux années à des étourdissements et à des crises épileptiformes, est en proie depuis quelques temps à des accès de fureur terribles. Plusieurs fois, armé d'un couteau il a poursuivi et frappé sa mère qu'il aime tendrement et qui lui prodigue les soins les plus affectueux. La crise passée, il est confus et désolé; mais il ne peut dit-il se retenir. Il éprouve au commencement de l'accès une sorte d'ivresse, le sang se porte avec force aux oreilles et aux tempes; il ressent dans ces parties une chaleur vive et des battements violents; il devient furieux, le délire est complet, l'emportement extraordinaire, puis il tombe dans l'assoupissement. Ces accès, dont la durée et la violence varient, se renouvellent à des époques irrégulières, la moindre contrariété suffit pour les occasioner.

Ce que nous venons de dire de la monomanie homicide peut s'appliquer parfaitement aux autres genres de folie partielle, à la monomanie érotique, suicide, etc.; citer des exemples nous entraînerait beaucoup trop loin.

Mais si dans la manie, la démence et la monomanie avec excitation, nous admettons qu'il y a toujours irritation ou inflammation aiguë ou chronique de l'encéphale ou des méninges; nous ne croyons pas qu'il en soit ainsi dans la monomanie avec abattement ou mélancolie proprement dite, ni dans certaines monomanies par habitudes d'associer des idées incohérentes; dans ces cas, il n'y a point de signe d'irritation pendant la vie et point de trace d'altération organique après la mort.

Ici comme dans tous les genres de folie, la cause est bien toujours dans le cerveau, qui est le siège du désordre intellectuel ; mais il n'y a pas monomanie par excès d'action, il y a seulement habitude, contractée depuis long-temps, de considérer comme vraies des idées fausses ou exagérées ; c'est à cet état que M. Falret a donné le nom de *Folie par habitudes intellectuelles vicieuses*.

Cette espèce de monomanie avait déja été signalée par Daquin ; les réflexions et le fait suivants consignés dans sa *Philosophie de la Folie* sont très propres à en donner une idée exacte.

« Il arrive souvent, dit cet auteur, qu'un « homme très sage et de très bon sens en tout « autre chose, peut être, sur un certain objet, « aussi fou qu'aucun de ceux qu'on renferme « aux petites-maisons, lorsque par de violentes « et subites impressions faites sur le cerveau, « par une réflexion long-temps continuée sur « un point particulier, il en résulte des idées « incompatibles, qui venant à se lier ensemble « dans son esprit, demeurent tellement unies, « qu'elles deviennent inséparables.....

« J'ai connu, ajoute Daquin, un gentilhomme « français sur qui l'idée d'avoir été empoisonné « par ses parents, et les craintes continuelles « de l'être, avaient fait une telle impresssion sur « son esprit, qu'elle lui avait donné une dé-

« fiance presque générale de tous ceux qui le « fréquentaient. Dès qu'il souffrait le plus « petit mal, auquel sans cette idée il n'aurait « pas seulement fait attention, il s'imaginait « qu'on avait introduit quelques doses de poi- « son dans ses aliments ou ses boissons. Ce « n'était d'ailleurs que sur ce point que la raison « de cet honnête militaire s'égarait : sur tout « autre sujet, il conversait avec la plus grande « justesse et sa société était des plus agréables. »

Ces monomanies s'observent surtout chez les individus d'un tempérament bilieux-nerveux; quelquefois elles sont primitives, d'autres fois elles succèdent à la manie.

Le nommé R...., après avoir été, à diverses reprises, atteint d'une manie aiguë, est aujourd'hui fort tranquille; il est employé dans l'hospice, et travaille avec assiduité. Il répond avec précision à toutes les questions qui lui sont adressées; mais il présente encore des hallucinations fort singulières : il croit être visité plusieurs fois dans la journée par la Sainte-Vierge; il soutient qu'il l'entend, qu'elle lui adresse des discours bizarres qu'il n'ose répéter, et qu'elle a avec lui des rapports plus intimes, surtout la nuit. Il se plaint de ce qu'elle vient ainsi troubler son repos.

Ces monomanes, toutes les fois que la conversation n'a aucun rapport avec l'objet de leur délire, paraissent parfaitement raisonnables. Leur folie n'éclate que par une cisconstance fortuite, ou lorsqu'on touche la corde qui chez eux vibre avec irrégularité.

« Un commissaire, dit Pinel, vient un jour à « Bicêtre pour rendre la liberté aux aliénés qu'on « pouvait croire guéris; il interroge un ancien « vigneron, qui ne laisse échapper dans ses « réponses aucun écart, aucun propos incohé- « rent. On dresse procès-verbal de son état, et, « suivant la coutume, on le lui donne à signer. « Quelle est la surprise du magistrat de voir « que celui-ci se donne le titre de Christ et se « livre à toutes les rêveries que cette idée lui « suggère!

« Les brigands, dit aussi Pinel, s'introdui- « sirent en forcenés dans l'hospice des aliénés « de Bicêtre, sous prétexte de délivrer certaines « victimes. Ils vont en armes, de loge en loge; « ils interrogent les détenus, et ils passent outre « si l'aliénation est manifeste. Mais un des reclus, « retenu dans les chaînes, fixe leur attention par « des propos pleins de sens et de raison, et par « les plaintes les plus amères. N'était-il pas odieux « qu'on le retînt aux fers et qu'on le confondît

« avec les autres aliénés? Il défiait qu'on pût lui « reprocher le moindre acte d'extravagance; « c'était, ajoutait-il, l'injustice la plus révol- « tante. Il conjure ces étrangers de faire cesser « une pareille oppression et de devenir ses libé- « rateurs. Dès lors il s'excite dans cette troupe « armée des murmures violents et des cris d'im- « précations contre le surveillant de l'hospice. « On ordonne de délivrer l'aliéné, et on l'em- « mène en triomphe. Bientôt la scène ranime « la fureur de l'aliéné; il saisit d'un bras vigou- « reux le sabre d'un voisin, s'escrime à droite « et à gauche, fait couler le sang, et si l'on ne « fût parvenu à s'en rendre maître, il eût cette « fois vengé l'humanité outragée. »

C'est surtout dans les cas où on fait subir des interrogatoires aux monomaniaques, dans le but de provoquer leur interdiction, que la présence du médecin qui les a soignés serait utile, quoique la loi ne l'exige pas; ce qui est un vice de la législation.

Le nommé N..., de Pouilly-le-Monial, département du Rhône, envoyé à l'hospice de l'Antiquaille par le tribunal de Villefranche, est atteint d'une monomanie érotique qui le rend la terreur du pays. Il y passe quelques mois dans un état de tranquillité parfaite, et sans délirer jamais.

Il est rendu à la société. A peine arrivé chez lui et maître de ses actions, il se rend coupable de plusieurs attentats à la pudeur. Arrêté et renvoyé à l'hospice, il répond avec justesse et précision aux questions qui lui sont adressées par le juge d'instruction et le substitut du procureur du roi, auxquels il ne paraît point aliéné. Consulté sur l'état mental de cet individu, nous avons déclaré que nous le croyons atteint d'une monomanie érotique dangereuse, et qu'après une épreuve aussi récente, il était prudent, dans l'intérêt de la société, de le retenir pendant quelque temps encore dans l'hospice. Nous n'avons eu qu'à nous louer d'avoir donné ce conseil, puisqu'il s'est jeté, il y a peu de jours, avec une sorte de fureur, sur une femme qui visitait la salle dans laquelle il est détenu.

Le fait suivant prouve d'une manière plus évidente encore, combien il serait convenable que le médecin qui a soigné un aliéné assistât à son interrogatoire :

Il y a quelques mois on interrogeait le nommé D...., de Cublise, département du Rhône; il répondait avec précision et même avec finesse; on le trouvait très sensé. Appelé à la fin de l'interrogatoire, je lui adressai quelques questions sur ses opinions religieuses. Notre monomane, après quelques réflexions sur la difficulté de croire à la nature divine de Jésus-Christ, probablement puisées dans la lecture de quelque ouvrage de controverse, se mit à parler du diable. Il l'avait vu trois fois, sous la forme d'un chat, d'une femme et d'un homme; il décrivit alors avec une volubilité extrême comment il était descendu un jour en sa présence par une cheminée, il ressemblait à un gros chat noir; ses yeux brillaient comme des chandelles; il fesait entendre un ronflement affreux, etc. En parlant ainsi, D.... s'animait, son visage se colorait; il débitait avec une conviction profonde les choses les plus absurdes; dès lors son état de monomanie fut facilement constaté.

Dans les diverses aliénations partielles dont nous venons de citer des exemples, il n'y a pas irritation ou inflammation du cerveau, mais seulement prédominance d'action d'un ou de plusieurs organes encéphaliques, ou bien habitude d'enchaîner ensemble des idées incohérentes; une idée fausse ou exagérée s'empare de notre esprit; nous nous y abandonnons entièrement, et notre jugement se trouve ainsi tout-à-fait vicié.

Si cette préoccupation ne porte que sur un seul point, il en résulte un de ces travers d'esprit qu'on rencontre quelquefois, même chez les hommes doués des plus éminentes facultés. Ainsi Pascal, cet effrayant génie, suivant l'énergique expression de M. de Châteaubriand, croyait toujours voir un précipice à ses côtés.

Le même individu peut avoir des idées bizarres et exagérées sur plusieurs sujets, il en résulte alors un véritable état de folie.

Nous avons eu pendant plus d'une année à l'Antiquaille, un horloger de cette ville, M. B., qui employant à lire et à méditer, les moments de loisir que lui laissait sa profession, avait acquis des connaissances variées et assez étendues. Les imperfections de la langue française, de l'orthographe, des nomenclatures de sciences, avaient successivement fixé son attention; il se croyait appelé à jouer le rôle de réformateur; il avait une manière de voir à lui particulière, en morale, en religion, en politique, et toutes les fois que dans la conversation on ne se conformait pas à ses idées, il se fâchait, et si l'on n'obtemperait pas à ses observations, il entrait en fureur. Il ne pouvait souffrir qu'on n'employât pas les dénominations nouvelles pour les poids et mesures, la monnaie, etc., il brisait les enseignes sur lesquelles on avait conservé les expressions *sous* ou *deniers*, puis il allait à la mairie se plaindre de la non-exécution des lois. Lorsqu'on lui fesait sentir que, dans son propre intérêt, il lui convenait de laisser marcher le monde avec tous ses travers et de vivre paisiblement des produits de sa profession ; il répondait qu'il aimerait mieux mourir de faim ou se voir conduire à l'échafaud, que de ne pas soutenir des idées, de la vérité et de l'utilité desquelles il était convaincu.

Les détails dans lesquels nous sommes entrés, et les faits que nous avons rapportés, nous paraissent suffisants pour donner une idée complète de la cause prochaine des diverses monomanies avec excitation, et de celles qui sont avec abattement ou mélancolies proprement dites. Il nous reste à parler de la nature de l'idiotisme.

Cause prochaine de l'Idiotie.

L'idiot est privé en partie ou en totalité de l'intelligence; il a peu ou point d'idée.

Quelques-uns sont réduits à une existence presque végétale, et n'ont pour langage que des sons mal articulés et des gestes peu nombreux; ils périraient infailliblement s'ils étaient abandonnés à eux-mêmes: tels sont les crétins du Valais et de quelques autres vallées profondes.

D'autres, un peu mieux partagés, ont des sensations assez exactes et un petit nombre d'idées relatives aux premiers besoins de la vie, témoignent du plaisir, de la douleur et de la reconnaissance aux personnes qui les soignent.

On a donné le nom d'*imbécillité* à l'idiotie qui est moins complète encore. Ainsi il est des individus, chez lesquels on observe un certain nombre d'idées simples; ils ont un peu de mémoire, ils comprennent les intérêts peu élevés et sont capables de quelques actes motivés.

Suivant M. Spurzheim, l'imbécillité peut être de naissance ou acquise. Quelques enfants naissent avec une grande excitabilité nerveuse, leur intelligence se développe avec rapidité, mais la vitalité de leur systême nerveux s'épuise de bonne heure, leurs facultés précoces disparaissent, leurs talents avortent; ils tombent dans une sorte d'imbécillité par affaiblissement général, et ne tardent pas à périr. Ainsi s'évanouissent les espérances des parents, qui, trop souvent pour satisfaire leur vanité, ont eu le tort de surexciter une organisation déja trop irritable.

Enfin on rencontre dans la société des êtres qui ont des facultés très bornées, les idées complexes leur sont absolument étrangères; ils ne peuvent être employés qu'à un petit nombre de travaux très simples : ce sont des demi-imbéciles. On voit qu'on peut s'élever ainsi par dégré depuis l'idiotie complète jusqu'au génie le plus sublime.

Vous verrez, Messieurs, que ces distinctions sont très utiles en médecine légale, pour apprécier l'innocence ou le degré de culpabilité des accusés.

La doctrine de la pluralité des organes encéphaliques nous explique, seule, comment des idiots ou des imbéciles peuvent se faire remarquer par un talent particulier; quelques-uns excellent dans les arts mécaniques, le dessin, le calcul, etc. De même on voit des individus jouissant de toutes les facultés morales et intellectuelles présenter une sorte d'imbécillité partielle, être sans aptitude pour les mathématiques, la musique, etc. C'est ainsi qu'on peut se rendre compte de l'inutilité des efforts auxquels on oblige quelquefois les enfants, lorsqu'on veut cultiver chez eux un talent pour lequel ils ne sont pas nés. Aussi regardons-nous comme tout-à-fait paradoxale l'assertion d'Helvétius, renouvelée de nos jours par Jacotot, *que toutes les intelligences sont égales*.

Quelques idiots ou imbéciles sont essentiellement bons et pleins de reconnaissance pour les personnes qui leur prodiguent leurs soins; mais quelques-uns sont très méchants, portés à battre, à déchirer et à détruire; comme ils n'ont pas assez d'intelligence pour distinguer le bien du mal, toute éducation morale est à peu près impossible chez eux, ils sont incorrigibles.

Nous empruntons à Haslam le fait suivant : « W. H., garçon de sept ans fut reçu à Bethlem « en 1799. Sa mère avait eu une frayeur au « huitième mois de sa grossesse; à peine né, « l'enfant éprouva de légères convulsions; à un « an, il paraissait plus vif et dormait moins que « les autres enfants. A l'âge de deux ans, on « avait déja beaucoup de peine à le corriger. « Ses forces physiques, ainsi que son esprit, se « développèrent lentement : il avait quatre « ans avant de commencer à parler. Quand il « fut reçu à l'hôpital, il pleura en se séparant « de sa mère; mais le chagrin ne dura pas « long-temps. Au commencement, la nouveauté « de sa situation l'amusa; mais il ne s'arrêtait à « rien, et il était toujours en mouvement. Il « traitait les malades avec insolence, leur cra- « chait au visage, les battait, et leur fesait « des grimaces. On n'a jamais pu, malgré tous « les efforts qu'on a faits, lui donner des notions « du vrai; il n'avouait jamais ses torts, et tâchait

« toujours de se tirer d'affaire par un mensonge;
« il avait une grande disposition à l'imitation;
« il avait retenu les expressions des malades qui
« se livraient à toute sorte de blasphêmes et à
« des conversations obscènes; on n'a jamais pu
« lui apprendre les lettres de l'alphabet. »

Quelques enfants dont les facultés intellectuelles sont assez développées, naissent avec des dispositions perverses et des penchants vicieux; ils sont portés à frapper, à tuer, à incendier, Haslam, Spurzheim et M. Parent-Duchâtelet citent un assez grand nombre de cas de cette nature; nous en avons observés plusieurs dans cet hospice.

Nous avons encore un enfant de Brignais, âgé de huit ans, qui, dès le moment où il a été assez fort pour agir par lui-même, a toujours cherché à faire le mal, sans que les exhortations, les châtiments aient pu modifier ses malheureuses dispositions. Il était devenu un objet d'effroi pour les enfants du voisinage et pour ses parents. Après plusieurs tentatives d'assassinat et d'incendie, il a été amené à l'Antiquaille par l'ordre de l'autorité; il y est tranquille et soumis, parce qu'il est l'objet d'une surveillance continuelle; mais il est peu susceptible d'attention, puisque depuis plus d'une année, on n'a pu encore lui apprendre à lire.

L'idiotie plus ou moins complète, l'imbécillité partielle ou générale, dépendent du peu de développement total ou partiel de l'encéphale, ou d'une organisation primitivement défectueuse de ce viscère.

Un cerveau trop petit entraîne nécessairement l'idiotisme; ce qui a été prouvé par les faits recueillis par Willis, Bonn, Pinel, Spurzheim, Esquirol et Georget : ils ont vu des idiots dont le crâne ne présentait que la moitié de sa capacité ordinaire.

Mais dans beaucoup de cas, l'idiotie ne dépend pas du peu de développement du cerveau, puisqu'il est des idiots, des crétins qui en ont un très volumineux; alors son organisatiou est défectueuse, il est gorgé de suc lymphatique; sa texture est molle; la fibre nerveuse ne paraît pas avoir le degré de tonicité convenable, pour que l'exercice de ses fonctions puisse avoir lieu.

Nous avons fait il y a un mois l'autopsie d'un idiot qui, semblable aux crétins, ne jouissait d'aucune faculté mentale et qui ne savait satisfaire à aucun de ses besoins. Son crâne était peu développé, à l'âge de dix-sept ans, il n'avait que dix-sept pouces de circonférence; le cerveau paraissait moins consistant que dans l'état naturel, et la substance grise moins colorée.

Quant à la cause prochaine des penchants vicieux, on ne peut l'attribuer qu'à la prédominence de certains organes, dont les facultés, à tel degré d'action, sont utiles, mais qui, portées plus loin, entraînent de graves désordres.

Nous voilà, Messieurs, arrivés à la fin de la tâche que nous nous étions imposée; heureux si nous avons pu jeter quelque lumière sur un sujet d'une grande importance, mais d'une difficulté extrême, que nous n'avons fait qu'effleurer, et qui exigerait, pour être traité d'une manière complète, des développements dans lesquels nous ne pouvions entrer.

Ainsi, Messieurs les Élèves, vous pouvez pressentir déja, que la partie de la médecine dont nous aurons à nous occuper, est la plus difficile et la moins avancée de toutes. Cette considération, nous en sommes convaincu, ne sera pas pour vous, qui êtes encore dans la période d'enthousiasme pour la science, une cause de découragement; elle servira au contraire à vous faire observer les affections mentales avec plus d'exactitude et de persévérance, dans l'espoir d'éclairer quelques points encore obscurs de la physiologie et de la pathologie du cerveau.

Si nous nous sommes efforcé de parvenir à

une connaissance plus intime de la nature des divers genres de folie, ce n'est point pour satisfaire une vaine curiosité, mais pour arriver à un prognostic plus sûr et à un traitement plus rationnel de l'aliénation mentale.

Aucune branche, d'ailleurs, des connaissances humaines ne présente un aussi puissant intérêt et ne mérite mieux de fixer l'attention du médecin philosophe, que l'étude des fonctions de l'encéphale, dans l'état de santé comme dans l'état de maladie; car, dans le premier cas, on a pour but d'approfondir le mécanisme encore si obscur des plus nobles facultés départies à l'homme par le Créateur; et dans le second, de le rendre à l'usage de la raison, la plus belle de ses prérogatives.

www.ingramcontent.com/pod-product-compliance
Ingram Content Group UK Ltd.
Pitfield, Milton Keynes, MK11 3LW, UK
UKHW021019180726
13838UKWH00004B/1583